Wissenschaftliche Bearbeitung:
Prof. Dr. med. Thomas Fuchs,
Universitätshautklinik Göttingen

Allergie-Lexikon
Harald Rass
ISBN 3-930527-17-0

2. Auflage 2000

Geschützte Warennamen (Warenzeichen) werden nicht immer kenntlich gemacht. Aus dem Fehlen eines solchen kann nicht geschlossen werden, dass es sich um einen freien Namen handelt.

Alle Rechte, insbesondere das Recht der Vervielfältigung und der Verbreitung sowie der Übersetzung sind vorbehalten. Kein Teil des Werkes darf in irgendeiner Form (durch Fotokopie, Mikrofilm oder ein anderes Verfahren) ohne schriftliche Genehmigung des Verlages reproduziert werden. Gleiches gilt für die Einspeicherung in alle elektronischen Medien und Systeme.

© Copyright 2000 by MD-Verlag GmbH, Hegelplatz 1, 10117 Berlin
Printed in Germany
ISBN 3-930527-17-0

Vorwort

Allergische Erkrankungen sind häufig und nehmen in den letzten Jahren deutlich zu. Die Gründe hierfür sind nicht bekannt. Vermutlich spielen mehrere Faktoren eine Rolle: Diskutiert werden u. a. Umweltbelastungen, aber auch übertriebene Hygiene. Außerdem werden die Möglichkeiten der Medizin immer besser, früher unerkannte allergische Reaktionen aufzudecken. Doch nicht alles, was vorschnell oder vereinfachend als Allergie gedeutet wird, stellt sich später als solche heraus.

Vor einer medizinischen Behandlung steht das sorgfältige Anamnesegespräch, d. h. die Erhebung der von der Patientin bzw. dem Patienten geklagten Beschwerden. Der Nachweis einer Allergie kann dann durch verschiedene Tests an der Haut, aber auch an der Schleimhaut, erfolgen. Am Ende der Diagnostik steht ein Behandlungsplan, der mit jedem Patienten ausführlich zu besprechen ist. Auch bei sehr belastenden und einschränkenden Formen der Allergie sind heute sinnvolle und wirksame Behandlungen möglich.

In diesem Lexikon werden wichtige Fachbegriffe zum Thema Allergie erläutert und leicht verständlich dargestellt. Es erhebt weder Anspruch auf Vollständigkeit noch auf erschöpfende inhaltliche Darstellung der behandelten Begriffe.

Dennoch hoffen wir, dass Ihnen dieses Buch eine kleine Hilfe im allergologischen „Dschungel" ist.

Dieses Begriffslexikon wendet sich an Patienten mit Heuschnupfen, allergischem Asthma und allergischen Erkrankungen der Haut.

Adrenalin

Hormon des Nebennierenmarks, das den Körper in „Alarmzustand" versetzt. Es beschleunigt den Puls, verengt die peripheren Blutgefäße, erhöht den Blutdruck, weitet die Bronchien und verstärkt den Zucker- und Fettabbau. Daneben wirkt Adrenalin auch im Nervensystem als Botenstoff. Bei einem → *anaphylaktischen Schock* ist es das wichtigste Medikament.

Allergen

Allergene – Auslöser von Allergien – sind sehr unterschiedliche Stoffe oder Partikel (→ *„Allergieentstehung" – Was spielt sich im Körper ab?*). Sie gelangen, z. B. als Blütenpollen (→ *Pollenallergene*, → *Pollenallergie*) oder Hausstaub (→ *Hausstaubmilben-Allergie*), mit der Luft auf die Schleimhäute der Atemwege oder der Augen. Oder sie kommen, wie Milch, Eier, Fische, Schalentiere, Obst und Nüsse, über die Nahrung mit den Schleimhäuten des Mundes und des Magen-Darm-Traktes in Kontakt (→ *Nahrungsmittelallergie*). Medikamente wie Penizillin oder Schmerzmittel können zur → *Arzneimittelallergie* führen. Hautkontakt mit Metallen, Chemikalien oder Kunststoffen kann allergische Reaktionen (→ *Kontaktekzem*) verursachen. Zu den häufigen Allergieauslösern zählen auch Tierhaare und daran haftende Partikel (→ *„Tierhaarallergie"*) sowie Schimmelpilzsporen (→ *Schimmelpilzallergie*). Auch Naturlatex (→ *Naturlatexallergie*) bereitet immer mehr Menschen besonders in medizinischen Berufen Beschwerden. Und manche Menschen reagieren nach einem Wespen-, Bienen- oder Hornissenstich sehr stark allergisch (→ *Insektengiftallergie*).

Allergenkarenz

Während der Allergenkarenz vermeiden Patienten den Kontakt mit ihren → *Allergenen*, indem sie etwa auf allergieauslösende Nahrungsmittel verzichten oder in allergenfreie bzw. allergenarme Regionen reisen. Bei einer Pollenallergie (→ *Heuschnupfen*) ist es möglich, die heimische Pollensaison durch einen Urlaub im Gebirge, an der See oder durch eine Fernreise in Gebiete mit fremder Vegetation teilweise zu umgehen. Es ist zweckmäßig, sich vorher genau über die Pollensituation vor Ort zu informieren. Bei der → *Hausstaubmilben-Allergie*, → *Tierhaarallergie* und der → *Schimmelpilzallergie* sollten die Allergene aus Wohnung und Auto entfernt werden. Eine Allergenkarenz ist das beste Mittel gegen jede Allergie – leider aber nicht immer möglich.

Allergie

Überreaktion bzw. fehlgeleitete Reaktion des Körpers auf bestimmte Substanzen (→ *Allergene*). Der Begriff „Allergie" wird in der Umgangssprache oft falsch verwendet. Manche Leute reagieren „allergisch" auf ihren Chef, auf schlechtes Wetter oder auf weiße Socken. Dabei handelt es sich aber nicht um eine Allergie im medizinischen Sinne. Bei dieser tritt als „Allergieauslöser" ein bestimmter Stoff, z. B. eine chemische Substanz oder ein Eiweißkörper, mit der Haut oder Schleimhaut wiederholt in Kontakt.

Noch eine weitere Abgrenzung ist notwendig: Oft wird eine Unverträglichkeit als Allergie bezeichnet, die auf einer direkt reizenden, irritativen Wirkung von Stoffen beruht. Ein Waschmittel beispielsweise kann sowohl eine Allergie auslösen als auch die Haut direkt reizen. Dies kann im Einzelfall nur ein/e spezialisierte/r Arzt/Ärztin unterscheiden.

Als „Erfinder" der Allergie gilt der Wiener Kinderarzt Clemens von Pirquet. Er definierte den Begriff zu Anfang des 20. Jahrhunderts so: „Wir brauchen ein neues, allgemeines, nicht präjudiziertes Wort für die Zustandsänderung, die der Organismus durch die Bekanntschaft mit irgendeinem organischen oder leblosen Gift erfährt. Für diesen allgemeinen Begriff schlage ich den Ausdruck *Allergie* vor."

„Allergieauslöser" Umgangssprachlich für → *Allergen.*

„Allergieentstehung" – Was spielt sich im Körper ab?

Anhand eines Pollenkorns, das mit der Atemluft auf die Schleimhäute der Atemwege gelangt, lässt sich die Entstehung einer Allergie verfolgen. Dabei können wir zwei Phasen unterscheiden: die → *Sensibilisierungsphase* und die Reaktionsphase.

Während der unterschiedlich langen Sensibilisierungsphase wird das Pollenkorn (genauer gesagt: bestimmte Strukturen auf seiner Oberfläche) von speziellen Immunzellen als fremd erkannt. Diese Immunzellen setzen nun die Produktion von Abwehrstoffen, sogenannten → *Antikörpern*, in Gang. Die Antikörper gegen Pollenallergene sind Immunglobuline vom Typ E (abgekürzt: IgE). Sie setzen sich an den → *Mastzellen* fest, die von nun an sensibilisiert sind.

Kommt es zu einem erneuten Kontakt mit artgleichen Pollenkörnern, beginnt die Reaktionsphase. Die an den Mastzellen haftenden IgE-Antikörper wirken wie Schalter, die bei Kontakt mit Pollenallergenen aktiviert werden. Dies bewirkt, dass die Mastzellen Überträgerstoffe (Mediatoren) freisetzen. Ein bedeutender Mediator ist → *Histamin*. Zusammen mit anderen Mediatoren löst es in verschiedenen Organen unterschiedliche allergische Reaktionen aus:

- Muskeln verkrampfen sich (Atemnot bei Asthma)
- Blutgefäße erweitern sich und werden durchlässiger (z. B. Schnupfen, Bindehautentzündung, Hautausschläge und Schwellungen)
- sensible Nervenenden werden gereizt (Juckreiz, Schmerzen)

Allergiepass

Ausweis, in dem neben Ihrem Namen, Geburtsdatum und Wohnort Ihre Medikamenten- und Kontaktallergene aufgelistet sind. Zeigen Sie Ihren Allergiepass jedem/r Arzt/Ärztin oder Zahnarzt/ärztin, der/die Sie behandelt. Legen Sie ihn auch Ihrem/r Apotheker/in vor, wenn Sie ein Medikament abholen – auch beim Kauf rezeptfreier Medikamente. Wichtig ist, dass Sie Ihre → *Allergene* genau kennen, um Ihre Ärzte auf eventuelle Gefahren aufmerksam machen zu können.

„Allergietest" → *Diagnostik*

Allergiker- und Asthmatikerbund

Einer der größten Patientenzusammenschlüsse in Deutschland (Anschrift im Anhang). Der Allergiker- und Asthmatikerbund informiert auf Anfrage über seine vielfältigen Aktivitäten und die örtlichen → *Selbsthilfegruppen*.

Allergische Erkrankungen

Allergien können sich in unterschiedlichen Beschwerden oder Krankheitsbildern äußern:

- als Schnupfen, Niesen und Augenbrennen (→ *Heuschnupfen*, → *ganzjähriger allergischer Schnupfen*)
- durch asthmatische Beschwerden bzw. Atemnot (→ *Asthma*)
- als Hautausschläge (→ *atopisches Ekzem*, → *„Hautallergien"*, → *Kontaktekzem*, → *Urtikaria*)
- durch Magen-Darm-Beschwerden und Durchfall (→ *Nahrungsmittelallergie*)
- im Extremfall als → *anaphylaktischer Schock*

Allergischer Schock → *Anaphylaktischer Schock*

Allergologe/-in

Allergologen sind häufig Fachärzte für Hautkrankheiten. Sie haben dieses Spezialgebiet im Rahmen ihrer ärztlichen Weiter- und Fortbildung erlernt und die Zusatzbezeichnung „Allergologe" erworben. Auch Kinder-, Lungen-, Hals-Nasen-Ohrenärzte und Internisten sind häufig allergologisch qualifiziert.

Anaphylaktischer Schock

Die stärkste Ausprägung der allergischen und pseudoallergischen Reaktion (siehe auch → *Pseudoallergien*) ist der allergische oder anaphylaktische Schock: eine akut auftretende Allgemeinreaktion des gesamten Organismus. „Schock" bezeichnet die erhebliche Beeinträchtigung lebenswichtiger Funktionen, z. B. des Blutkreislaufs und der Atmung.

Ein anaphylaktischer Schock kann sich ankündigen durch Brennen oder → *Juckreiz* an Hand-, Fußflächen, hinter den Ohren, am Mund und an den Geschlechtsorganen sowie durch ein Taubheitsgefühl auf der Zunge und im Rachenraum. Die Haut beginnt zu jucken und → *Quaddeln* entstehen.

Wenn das Herz dann sehr schnell schlägt und das Bewusstsein abnimmt, ist der Blutdruck bereits stark abgefallen. Nun droht der Zusammenbruch des Kreislaufs und im Extremfall ein tödlicher Herz- und Atemstillstand.

Der drohende anaphylaktische Schock muss rechtzeitig erkannt und umgehend mit kreislaufstärkenden (→ *Adrenalin*) und hochwirksamen antiallergischen Medikamenten (→ *Antihistaminika*, → *Kortison*) behandelt werden.

Anaphylaktische Schocks sind selten. Häufige Auslöser sind:

- Arzneimittel (z. B. Penizillin, Pyrazolone)
- Zusatzstoffe in Medikamenten
- Röntgenkontrastmittel
- Blutersatzstoffe wie Dextran
- Insektengifte
- Naturlatex
- Lebensmittel (besonders Haselnüsse, Erdnüsse, Sellerie, Fisch, Milch- und Hühnereiweiß)

> **Wichtig!**
> 1. Wer nach einem Insektenstich eine allergische Allgemeinreaktion oder eine langanhaltende Lokalreaktion erlebt hat, sollte vor allem im Sommer ein sogenanntes Notfallbesteck (→ *Notfälle*) mit sich führen. Fragen Sie Ihre/n Ärztin/Arzt danach und lassen Sie sich den Umgang damit genau erklären.
> 2. Bleiben Sie nach einem → *Allergietest* oder nach einer Injektion während einer → *Hyposensibilisierung* unbedingt eine halbe Stunde in der Arztpraxis. So erhalten Sie im Falle einer seltenen allergischen Allgemeinreaktion sofort kompetente Hilfe.
> 3. Wenn Sie je auf ein Medikament, eine Infusion oder ein Kontrastmittel allergisch reagiert haben, müssen Sie sicherstellen, dass Ihre → *Allergie* in jedem Fall berücksichtigt wird. Führen Sie deshalb immer Ihren → *Allergiepass* mit sich.

Antiallergikum

Medikament, das gegen allergische Erkrankungen (→ *Heuschnupfen*, → *Asthma*, → *atopisches Ekzem*) eingesetzt wird. Je nach Wirkstoff unterscheidet man u. a. → *Antihistaminika*, → *Bronchodilatatoren*, → *Mastzellstabilisatoren* und → *Glukokortikoide*.

Antigene

Stoffe (meist Eiweiße oder chemische Substanzen), welche die Bildung von → *Antikörpern* auslösen. Beim Patienten nennt man die „allergieauslösenden" Antigene → *Allergene*.

Antihistaminika

Antiallergisch wirksame Arzneimittel. Sie blockieren die Wirkung von → *Histamin*. Dieser wichtige Mediatorstoff (Botenstoff) wird nach einem Allergenkontakt aus den Mastzellen freigesetzt und ist maßgeblich beteiligt an der Auslösung allergischer Symptome (allergischer Schnupfen, → *Asthma*, → *Urtikaria (Nesselfieber)*, → *atopisches Ekzem*).

Antihistaminika werden vor allem bei → *Heuschnupfen* und bei → *Urtikaria* eingesetzt. Sie sind besonders dann wirksam, wenn sie mehrere Stunden vor dem Allergenkontakt angewendet werden. Die neueren Antihistaminika sind gut verträgliche Arzneimittel. **Ein Hinweis:** Vor einem → *Hauttest* müssen Sie diese Medikamente rechtzeitig absetzen – sie verfälschen sonst das Testergebnis.

Antikörper

Spezifische Proteine (Eiweiße), die das Immunsystem als Reaktion auf ein → *Antigen* bildet. Sie werden Immunglobuline (Ig) genannt und in folgende Typen unterschieden: IgM, IgG, IgA, IgD und IgE. Diese binden nach dem Schlüssel-Schloss-Prinzip spezifische Strukturen eines Antigens. Antikörper neutralisieren Gifte und Viren, töten Bakterien und machen den körpereigenen Fresszellen die Fremdstoffe und Eindringlinge „schmackhaft". Das im Kleinkindalter ausgereifte Immunsystem verfügt über etwa 1.000 Milliarden Varianten von Antikörpern, die jeweils unterschiedliche molekulare Strukturen erkennen.

Bei den häufigsten allergischen Erkrankungen (→ *Atopie,* → *Soforttypallergie*) treten Immunglobuline der Klasse E (IgE) als Antikörper auf.

Arzneimittelallergie

Das Immunsystem reagiert hierbei allergisch gegen ein bestimmtes Medikament oder dessen Abbauprodukt. Eine → *Allergie* besteht nur dann, wenn die körpereigene Immunabwehr spezifische → *Antikörper* (IgE) gegen das Medikament bildet. Von der Allergie zu unterscheiden sind Arzneimittelnebenwirkungen, Überdosierungserscheinungen und Unverträglichkeitsreaktionen. Letztere ähneln in ihrer Ausprägung Allergien (→ *Pseudoallergien*), an denen jedoch keine IgE-Antikörper beteiligt sind.

Die schlagartig einsetzende Reaktion gegen bestimmte Röntgenkontrastmittel ist im Allgemeinen eine typische Pseudoallergie. Auch sie kann zu einem schweren Schockzustand führen und ist daher sehr ernst zu nehmen.

Auslöser von Arzneimittelallergien sind häufig Antibiotika (Penizilline, Beta-Lactam-Antibiotika, seltener auch Cephalosporine). Sie verursachen Hautausschläge (→ *Urtikaria*), in seltenen Fällen auch einen → *anaphylaktischen Schock*. Schmerzmittel (Acetylsalicylsäure, Pyrazolone und andere sogenannte nichtsteroidale Antirheumatika) können sowohl echte Allergien als auch Pseudoallergien auslösen. Im Vergleich zu den früher verwendeten Insulinen von Schweinen oder Rindern verursacht das heutige, gentechnisch hergestellte Insulin nur noch selten allergische Reaktionen. Im Prinzip können sie jedoch von jedem Arzneimittel ausgelöst werden. Das gilt auch für pflanzliche Präparate, z. B. Mistelextrakte. Neben ihren Wirkstoffen enthalten Medikamente viele Hilfsstoffe, die ebenfalls als → *Allergene* wirken können.

Asthma

Das Hauptproblem bei Asthma ist die meist anfallartig auftretende → *Atemnot*. Asthmaanfälle treten besonders nachts oder nach körperlicher bzw. seelischer Belastung auf. Manche Asthmatiker haben zwar kaum Anfälle, sind aber ständig kurzatmig, nur eingeschränkt belastbar und husten oft.

Die Bronchien eines Asthmatikers reagieren überempfindlich. Bei der bronchialen Überreaktion entzündet sich die Schleimhaut und schwillt an. In den Bronchien bildet sich verstärkt Schleim, und die Bronchialmuskulatur verkrampft sich. Diese Überreaktion kann durch verschiedene nicht allergische Reize ausgelöst werden: Tabakrauch, Kälte, Staub, Nebel, gechlortes Badewasser, Treibgase, starke Emotionen und Anstrengungen. Aber auch eine → *Allergie* kann sich hinter der Überreaktion verbergen, z. B. gegen Pollen, Tierhaare, Hausstaubmilben, Pilzsporen, Medikamente, Nahrungsmittel oder Insektengift. Häufig wirken allergische und nicht allergische Ursachen zusammen. Das (überwiegend) allergisch bedingte Asthma ist bei Kindern häufiger als bei Erwachsenen.

Tipps zur Asthma-Vorbeugung

Als Asthmatiker sollten Sie entspannenden Ausdauersport treiben. Schwimmen Sie im feuchtwarmen Hallenbad – bevorzugt in chlorfreiem Wasser. Dadurch verbessern Sie Ihre Atemfunktion und beugen Asthmaanfällen vor. Auch gemäßigtes Joggen stärkt Herz und Kreislauf. Sprechen Sie aber vor Beginn eines Trainings mit Ihrem/r Arzt/Ärztin.

Um mit Ihrem Asthma besser zurechtzukommen:
- Meiden Sie Ihre Allergene, nicht nur zu Hause, sondern auch unterwegs
- Geben Sie das Rauchen auf
- Auch Passivrauchen ist ungünstig
- Entfernen Sie, soweit möglich, Umweltgifte bzw. Chemikalien vom Arbeitsplatz und aus dem Haushalt
- Beugen Sie Erkältungen und Infektionskrankheiten vor
- Vermeiden Sie möglichst Stress, Aufregung und starke Gefühlsregungen
- Nutzen Sie Ihre Freizeit und Ihren Urlaub zum Entspannen
- Ernähren Sie sich gesund
- Messen und notieren Sie morgens und abends Ihre Lungenfunktion mit einem Peak-Flow-Meter; Asthmaanfällen geht eine allmähliche Verschlechterung der Lungenfunktion voraus

Atemnot

Das Hauptproblem beim → *Asthma* ist Atemnot. Auch im Laufe eines → *anaphylaktischen Schocks* kann Atemnot auftreten. Dann ist sofortige Hilfe durch wirksame Medikamente erforderlich.

Atopie (atopische Disposition)

Angeborene Überempfindlichkeit gegenüber alltäglichen → *Allergenen*, die in vielen Familien gehäuft auftritt. Bis zu 30 Prozent der deutschen Bevölkerung sind davon betroffen. Menschen mit dieser Veranlagung (Atopiker) bilden z. B. → *Antikörper* (IgE) gegen Blütenstaub, Hausstaubmilben, Schimmelpilze, Tierhaare sowie Lebensmittelbestandteile (→ *„Allergieentstehung" – Was spielt sich im Körper ab?*). Die häufigsten allergischen Erkrankungen (→ *Heuschnupfen*, allergisches → *Asthma* und → *atopisches Ekzem*) beruhen auf einer atopischen Reaktion. Bei Atopikern können mehrere dieser Erkrankungen gleichzeitig oder nacheinander auftreten.

Atopisches Ekzem

Das atopische Ekzem wird auch als atopische Dermatitis, Neurodermitis oder endogenes Ekzem bezeichnet. Häufig tritt dieser Hautausschlag bereits im ersten Lebensjahr auf, verläuft in Schüben und besteht viele Jahre lang. Wie die übrigen atopischen Erkrankungen tritt das atopische Ekzem in manchen Familien gehäuft auf. Ein Lichtblick: Bei vielen Kindern verschwinden die Beschwerden im Lauf der Jahre.

Die Haut ist an den befallenen Stellen gerötet, bildet kleine Knötchen (Papeln) und nässt. Bei vielen Kindern sind nur die Kopfhaut und das Gesicht, bei manchen ist der ganze Körper betroffen. Der Krankheitsverlauf ist kaum vorhersehbar. Zwischenzeitlich kann das Ekzem beim Kleinkind manchmal ganz verschwinden, kommt jedoch oft später wieder zum Ausbruch.

Das atopische Ekzem juckt meist stark, und die Haut ist sehr trocken. Kleinkinder entwickeln häufig eine regelrechte Kratzwut – auch unbewusst im Schlaf. An den betroffenen Körperstellen, insbesondere an Gesicht, Nacken, Ellbogen- und Kniebeuge, entstehen dann Kratzwunden, die durch Bakterien infiziert sein können. Das atopische Ekzem kommt auch bei Jugendlichen und Erwachsenen vor.

Bei der Behandlung des atopischen Ekzems heißt es Geduld haben, der Erfolg stellt sich nicht sofort ein. Starke Hautreaktionen und unerträglicher → *Juckreiz* können bei starken Schüben, die durch Nahrungsmittel, Blütenstäube oder Hausstaubmilben ausgelöst sein können, mit Kortisonsalben gelindert werden. Neben der hautärztlichen Behandlung ist die richtige Hautpflege wichtig. Zudem können auch psychische Faktoren (z. B. Stress) den Krankheitsverlauf beeinflussen.

Augentropfen

Augentropfen gegen eine allergische → *Bindehautentzündung* enthalten entweder → *Antihistaminika* oder → *Mastzellstabilisatoren*. Diese Medikamente werden auch sonst bei allergischen Erkrankungen eingesetzt. Außerdem gibt es Augentropfen mit sogenannten vasokonstriktorischen Substanzen, welche die feinen Blutgefäße verengen und so die Entzündung und das Augenbrennen lindern. Sie sollen nur wenige Tage lang und von Schwangeren ausschließlich nach Rücksprache mit dem/der Arzt/Ärztin angewendet werden.

Ausschlussdiät → *Diät*

Behandlung von Allergien

1. Das Allergen meiden:

Oberstes Prinzip ist es, das Allergen zu meiden bzw. aus der un-mittelbaren Umgebung zu entfernen (→ *Allergenkarenz*). Das ist oft nicht möglich, weil:

- Blütenstaub überallhin fliegt
- Hausstaub nie ganz entfernt werden kann und auch in fremden Wohnungen oder Hotels liegt
- das Kind sehr an seiner Katze hängt

In solchen Fällen sollte zumindest die Allergenmenge bzw. die Dauer des Allergenkontaktes deutlich vermindert werden. Gleichzeitig ist die Behandlung mit Medikamenten notwendig.

2. Behandlung mit Medikamenten:

Grundsätzlich gilt: Medikamente gegen allergische Krankheiten sollte nur der/die Arzt/Ärztin verschreiben! Auch wenn einige Wirkstoffe nicht mehr verschreibungspflichtig sind, sollten Sie sie nur nach ärztlicher Beratung anwenden! Bei den Medikamenten unterscheidet man entsprechend ihrer Wirkmechanismen → *Antihistaminika*, → *Glukokortikoide*, → *Mastzellstabilisatoren* und → *Bronchodilatatoren*.

3. Hyposensibilisierung:
Bei dieser Maßnahme erhält der/die Patient/in das auslösende → *Allergen* (besonders von Pollen, Milben oder Insektengift) in zunehmender Menge unter die Haut gespritzt. Begonnen wird mit einer ganz geringen Dosis. Der/die Patient/in soll durch diese Behandlung dem Allergen gegenüber immer unempfindlicher werden und es schließlich ohne allergische Reaktion tolerieren. Die → *Hyposensibilisierung* dauert mindestens drei Jahre, manchmal auch länger.

Berufswahl

In manchen Berufen ist die Gefahr groß, eine berufsspezifische → *Allergie* zu entwickeln. Bekannt ist die → *Mehlstauballergie* bei Bäckern und Konditoren. Aber auch viele Friseure und Friseurinnen klagen über allergische (und irritative) Beschwerden an den Händen, die durch den täglichen Umgang mit Haarpflegeprodukten verursacht sind. Nicht wenige Schwestern und Pfleger, Ärzte und Zahnärzte sind gegen Desinfektionsmittel oder Latexhandschuhe (→ *Naturlatexallergie*) allergisch. Ein hohes Allergierisiko tragen auch Metallarbeiter, da sie häufig mit allergenen Stoffen wie Kühlschmiermitteln in Kontakt kommen.

Eine bereits bestehende Allergie bzw. eine Veranlagung dazu (sogenannte atopische Disposition) sollte bei der Berufswahl unbedingt berücksichtigt werden. Tritt die Allergie erst im Beruf auf, lässt sie sich zwar durch Medikamente wie → *Antihistaminika* kurzfristig lindern. Langfristig ist ein Berufswechsel jedoch häufig unvermeidbar. Rat und Auskunft erteilen Ihr/e Arzt/Ärztin und Ihre Berufsgenossenschaft.

Bienenstiche → *Insektengiftallergie*

Bindehautentzündung, allergische

Die Bindehaut der Augen ist wie die Nasen- oder Bronchialschleimhaut ein bevorzugter Ort für allergische Entzündungen. Auslöser sind die häufigsten → *Allergene* (Blütenstaub, Hausstaub etc.), die mit der Luft direkt auf die Augen gelangen. Kosmetika und Augentropfen, bzw. darin enthaltene Konservierungsmittel, Antibiotika etc., kommen ebenfalls als Auslöser in Frage. Aber auch Allergene in der Nahrung können Bindehautentzündungen provozieren.

Bei einer Bindehautentzündung sind die Augen gerötet und jucken. Meistens tränen sie auch. Reiben verschlimmert die Beschwerden. Behandelt wird die allergische Konjunktivitis mit → *Antiallergika* und abschwellenden Medikamenten. Die abschwellenden, gefäßverengenden → *Augentropfen* sollten jedoch nur einige Tage lang unter ärztlicher Aufsicht angewendet werden.

Blühkalender → *Pollenflugkalender*

Bronchiale Überreaktion → *Asthma*

Bronchodilatatoren

Medikamente, welche die Bronchialmuskulatur entkrampfen, z. B. Theophyllin und einige dem Adrenalin verwandte Substanzen (Beta-2-Sympathomimetika). Sie erweitern schnell die Bronchien und werden beim Asthmaanfall zur Linderung der Atemnot eingesetzt.

Cromoglicinsäure → *Mastzellstabilisatoren*

Desensibilisierung → *Hyposensibilisierung*

Diät

Mit einer Diät lassen sich → *Nahrungsmittelallergien* oder -unverträglichkeiten diagnostizieren und behandeln. Zur Diagnose verwendet man eine sogenannte Suchdiät, bei der zunächst alle verdächtigen Lebensmittel vom Speiseplan verschwinden. Einem bestimmten Schema folgend werden diese nach und nach wieder gegessen und alle dabei auftretenden Symptome notiert.

Die Eliminationsdiät funktioniert umgekehrt: Man lässt zunächst nur das Lebensmittel weg, das man am ehesten als Auslöser verdächtigt.

Eine weitere Variante ist die vollständige Ausschlussdiät. Hier heißt es zunächst fasten oder nur weitgehend unproblematische Nahrungsmittel zu sich nehmen wie Kartoffeln, Reis, Mineralwasser oder schwarzen Tee. Nach etwa drei Tagen werden die verdächtigen Nahrungsmittel gegessen und evtl. auftretende Beschwerden registriert.

Alle diese Diätmaßnahmen zum Zweck der Diagnostik sollten Sie nur nach allergologischer Beratung und unter entsprechender Aufsicht beginnen. Behandelt wird eine Nahrungsmittelallergie bzw. -unverträglichkeit mit einer Diät, welche die → *Allergene* nicht enthält.

Diagnostik bei Allergieverdacht

1. Das ausführliche Gespräch (allergologische Anamnese)
Ihr/e Arzt/Ärztin - oft Haut-, Hals-Nasen-Ohren-, Lungenfach-, Kinderarzt/-ärztin oder Internist/in - wird zunächst in einem ausführlichen Gespräch die Begleitumstände klären, die mit Ihrer mutmaßlichen → *Allergie* zusammenhängen. Als Grundlage für dieses Gespräch kann Ihr Allergologe auch einen Fragebogen oder ein Beschwerdetagebuch benutzen.

2. Hauttest
Als nächstes wird Ihr/e Arzt/Ärztin bestimmte Stoffe, die er/sie als → *Allergene* verdächtigt, mit Ihrer Haut in Kontakt bringen. Dabei bedient er/sie sich unterschiedlicher → *Hauttests*, die als → *Reib-*, → *Prick-*, → *Scratch-*, → *Intrakutan-* oder → *Epikutantest (Patchtest)* bezeichnet werden. Das Allergen wird bei diesen Tests entweder auf oder in die Haut gebracht. Etwa 20 Minuten nachdem die Substanzen in die Haut eingedrungen sind, beurteilt der/die Arzt/Ärztin die Hautreaktionen; beim Epikutantest erst nach ein bis drei Tagen, in Einzelfällen auch noch später.

3. Bluttest
Hierbei werden im Blut spezifische IgE-Antikörper (→ *„Allergieentstehung" – Was spielt sich im Körper ab?*) nachgewiesen (z. B. mit Enzym-Allergo-Sorbent-Test, EAST), die der Körper als Antwort auf den Allergenkontakt bildet.

4. Provokationstest
Das zuvor im Hauttest ermittelte → *Allergen* wird bei dieser Methode direkt an der Schleimhaut getestet, die von allergischen Beschwerden betroffen ist. Bei → *Heuschnupfen* ist dies die Nasenschleimhaut, bei → *Asthma* die Bronchialschleimhaut usw. Der Provokationstest dient als Bestätigungstest: Wenn das geprüfte Allergen Beschwerden provoziert, ist es mit hoher Wahrscheinlichkeit der beziehungsweise einer der Allergieauslöser. Provokationstests können eine starke örtliche Reaktion (z. B. Asthmaanfall) und in seltenen Fällen auch eine schwere allergische Allgemeinreaktion (→ *anaphylaktischer Schock*) verursachen. Sie müssen deshalb unter ärztlicher Aufsicht erfolgen.

Ekzem
Das akute Ekzem ist eine Hautentzündung mit Rötung, Schwellung, Nässen, Knötchen und oft starkem → *Juckreiz*. Beim chronischen Ekzem ist die Haut verdickt, die Hautfelderung vergröbert und der Juckreiz ausgeprägt. Ein Ekzem kann verschiedene Ursachen haben, ist aber oft allergisch bedingt (→ *atopisches Ekzem*, → *Kontaktekzem*).

Eliminationsdiät → *Diät*

Endogenes Ekzem → *atopisches Ekzem*

Epikutantest (Patchtest)
Bei diesem Hauttest werden Spezialpflaster, die mit → *Allergenen* versehen sind, für eine bestimmte Zeit auf die Haut geklebt. Die Reaktion auf die Pflaster wird nach 24, 48 und 72 Stunden, in Einzelfällen nach einer Woche beurteilt. Der Epikutantest zeigt, gegen welche Allergene Sie sensibilisiert sind. Häufig wird mit diesem Verfahren nach Allergien gegen Nickel, Duftstoffe, Chrom, Konservierungsmittel, Salbengrundlagen und Gummihilfsstoffe gesucht.

„Etagenwechsel"
Eine → *Pollenallergie*, die zunächst zum → *Heuschnupfen* geführt hat, oder ein durch Hausstaub ausgelöster allergischer Schnupfen (→ *Hausstaubmilben-Allergie*) können im Lauf der Jahre, besonders wenn nicht ausreichend behandelt wurde, in allergisches Asthma übergehen (→ *Pollenasthma*). Die Beschwerden wechseln dann von den oberen in die unteren Atemwege. Derartige Vorgänge werden „Etagenwechsel" genannt.

Expositionsprophylaxe → *Allergenkarenz*

Fischallergie → *Nahrungsmittelallergie*

Ganzjähriger allergischer Schnupfen (perennialer Schnupfen)
Der → *Heuschnupfen* besteht nur dann, wenn die auslösenden Pflanzenpollen zur Blütezeit in der Luft sind. Die Beschwerden sind also saisonal begrenzt. Beim ganzjährigen allergischen Schnupfen sind die Beschwerden dauerhaft. Als Auslöser kommen → *Allergene* in Betracht, die ständig präsent sind, z. B. Tierhaare und an ihnen haftende Partikel (→ *„Tierhaarallergie"*), Bestandteile des Hausstaubs (→ *Hausstaubmilben-Allergie*), Schimmelpilzsporen (→ *Schimmelpilzallergie*), Naturlatex z. B. in Einmalhandschuhen (→ *Naturlatexallergie*), Mehlstaub und Backhilfsmittel in Bäckereien (→ *Mehlstauballergie*) sowie Bestandteile von Klebern, Farben oder Holzstaub.

Wie beim Heuschnupfen ist beim ganzjährigen allergischen Schnupfen auch die Augenbindehaut oft entzündet. Die Nase läuft oder ist verstopft. Auch Müdigkeit und Lustlosigkeit können den lästigen Dauerschnupfen begleiten.

Gewürzallergie → *Nahrungsmittelallergie*

Glukokortikoide

Glukokortikoide (Kortikosteroide, Kortison) sind hochwirksame Medikamente, die von Nebennierenrindenhormonen abgeleitet werden. Sie wirken entzündungshemmend und dämpfen die Aktivität des Immunsystems. Bei → *Allergien* werden sie meist lokal auf der Haut oder den Schleimhäuten angewendet – also am allergischen Entzündungsherd. Bei schweren allergischen Zuständen, z. B. Asthmaanfall (→ *Atemnot*, → *Asthma*) oder → *anaphylaktischem Schock*, werden Glukokortikoide in die Vene injiziert. Der/Die Arzt/Ärztin wägt Nutzen und Risiken dieser Präparate sorgfältig ab.

Tipps zur Vorbeugung der Hausstaubmilben-Allergie

Die idealen Lebensbedingungen für Hausstaubmilben liegen bei 20 bis 30° C und einer Luftfeuchtigkeit von 75 bis 80 Prozent.

- Halten Sie die Schlafzimmertemperatur unter 19° C und die Luftfeuchtigkeit bei 40 bis 50 Prozent. Legen Sie sich entsprechende Messgeräte (Thermometer, Hygrometer) zu. Hängen Sie keine Luftbefeuchter an die Heizkörper
- Fenster, die zu dicht schließen (z. B. Kunststofffenster), sind ebenso wie Pflanzen ungünstig, da die Luftfeuchtigkeit zu stark ansteigen kann. In jedem Fall sollten Sie häufig lüften!
- Ersetzen Sie Bettzeug (Matratzen, Kopfkissen, Daunendecken, Keilkissen, Laken), Sofakissen und Vorhänge, die Wolle, Baumwolle, Kapok oder Daunen enthalten, durch synthetische Materialien (Schaumstoff, Polyester, Dakron). Für die Bettbezüge eignet sich auch Leinen. Eventuell benötigen Sie manche Sofakissen oder Vorhänge gar nicht
- Vorhänge lassen sich durch Jalousien ersetzen
- Trennen Sie sich von Tierfellen, Bettvorlegern, Teppichen und Teppichböden. Ersetzen sie diese durch Parkett- oder Kunststoffböden
- Geben Sie Ihren Matratzen einen für Milben undurchlässigen Überzug
- Waschen Sie Bettbezüge und -decken sowie Schlafzimmervorhänge regelmäßig

Graspollenallergie → *Pollenallergien*

Hausstaub → *Hausstaubmilben-Allergie*

Hausstaubmilben-Allergie

Sie macht sich hauptsächlich als Schnupfen (→ *ganzjähriger allergischer Schnupfen*), → *Asthma* oder → *Bindehautentzündung* bemerkbar. Morgens sind die Beschwerden besonders ausgeprägt. Während der Heizperiode verstärken sich die Symptome.

Hausstaub besteht aus Haaren und Hautschuppen, Textilfasern, Holz, Nahrungsmittelresten, Pilzsporen, Bakterien und je nach Haustier aus Tierhaaren und Federn. Verursacht wird diese Allergie jedoch durch Hausstaubmilben. Hausstaubmilben sind mikroskopisch kleine Spinnentiere und mit bloßem Auge nicht zu erkennen. Sie ernähren sich überwiegend von Hautschuppen und

- Waschen Sie alle Textilien – sofern möglich – bei 60° C. Das tötet die Milben
- Lüften Sie Ihr Bett immer gut durch
- Gehen Sie nicht direkt nach dem Baden ins Bett
- Wischen Sie Staub nur mit einem feuchten Tuch. Dadurch wird er weniger aufgewirbelt. Benützen Sie einen Staubsauger mit eingebautem Mikrofilter. Lassen Sie sich, wenn Sie eine Hausstauballergie haben, lieber zum Geschirrspülen oder Brötchenholen einteilen als zum Staubwischen
- Legen Sie die Kuscheltiere Ihrer Kinder, verpackt in einer Plastiktüte, ab und zu für ein, zwei Tage in die Tiefkühltruhe. Das erledigt die Plagegeister
- In Höhenlagen über 1.200 Meter kommen keine Hausstaubmilben vor. Wie wäre es mit einem Urlaub im Gebirge?
- Achten Sie bei der Auswahl Ihrer auswärtigen Unterkünfte auf eine allergiefreundliche Ausstattung
- Meiden Sie Raucherzimmer
- Falls Sie an einen Umzug denken: Wählen Sie eine trockene Wohnung ohne Mauerrisse, die oberhalb der ersten Etage liegt

bevorzugen ein feuchtwarmes Biotop. Daher sind sie vor allem im Bettzeug zu finden. Ein Gramm Staub aus einer Matratze kann bis zu 15.000 Milben enthalten. Ihr Vorkommen hat nichts mit Unsauberkeit zu tun.

Da die Hausstaubmilben Kälte „verabscheuen" und in kalter Winterluft schon nach einigen Minuten zugrunde gehen, sollte das Bettzeug regelmäßig gelüftet und geschüttelt werden. Weitere Tipps finden Sie im Kasten auf Seite 18/19.

„Hautallergien"

Umgangssprachlich für „allergische Reaktionen der Haut". Dazu zählen das → *atopische Ekzem*, die → *Urtikaria*, das Quincke-Ödem (eine Sonderform der Urtikaria) und das → *Kontaktekzem*.

Hauttest

Bei den Hauttests, die zur Identifizierung von → *Allergenen* durchgeführt werden, unterscheidet man → *Reib-*, → *Prick-*, → *Scratch-*, → *Intrakutan-* und → *Epikutantest (Patchtest)*. Bei diesen Tests wird das verdächtige Allergen auf oder in die Haut gebracht. Die örtliche Reaktion der Haut zeigt dann, ob der/die Untersuchte auf ein bestimmtes Allergen sensibilisiert ist.

Heuschnupfen

Heuschnupfen ist die häufigste allergische Erkrankung. Der Name ist irreführend, da der Heuschnupfen nicht durch Heu, sondern durch Pollen (Blütenstaub) von Gräsern, Bäumen, Sträuchern und Kräutern ausgelöst wird. Der/Die Arzt/Ärztin bezeichnet den Heuschnupfen daher auch als Pollinose oder saisonalen allergischen Schnupfen. Mindestens jeder zehnte Deutsche leidet unter Heuschnupfen.

Die winzig kleinen Pflanzenpollen werden durch den Wind kilometerweit verbreitet. Um Heuschnupfenbeschwerden auszulösen, genügen manchmal schon 20 Pollen pro Kubikmeter Luft. Pollenallergiker haben nur dann Beschwerden, wenn „ihre" Pollen in der Luft sind. Die meisten Betroffenen reagieren nur auf wenige Pollenarten allergisch.

Je nach Blühzeit der betreffenden Pflanzen ist die Beschwerdesaison verschieden. Wer nur auf frühblühende Sträucher (z. B. Haselnuss) reagiert, hat seine Saison schon im April/Mai überstanden. Manche Kräuter dagegen blühen erst im Frühherbst. Der → *Pollenflugkalender* ermöglicht nur eine grobe Orientierung, da Blühzeit und Pollenflug auch von den Wetter- und Windverhältnissen abhängen. Diese aktuellen Informationen geben die Polleninformationsdienste (→ *Pollenflugvorhersage*).

Hauptbeschwerden sind Schnupfen mit Niesreiz und regelrechte Niesattacken sowie die → *Bindehautentzündung* mit roten, juckenden und tränenden Augen. Starker Heuschnupfen ist eine Erkrankung, die auch das Allgemeinbefinden, die psychische Verfassung und die Arbeitsfähigkeit beeinträchtigen kann. Grundlage der Behandlung ist das Meiden der → *Allergene*. Dazu müssen Sie Ihre Allergene kennen! Medikamente wie → *Antihistaminika* lindern Heuschnupfen und beugen bei unvermeidbarem Pollenkontakt vor. Eine → *Hyposensibilisierung* mit Blütenstaub schützt meist dauerhaft vor weiteren Beschwerden.

Tipps zur Heuschnupfen-Vorbeugung

(Diese Maßnahmen sind nur dann sinnvoll, wenn Sie Ihre Pollen kennen und diese tatsächlich unterwegs sind.)

- Schützen Sie sich vor zu starkem Pollenkontakt! Meiden Sie während der Blütezeit der Pflanzen, auf deren Pollen Sie allergisch reagieren, deren „Revier", also Wiesen und Felder, Parks und Obstbaumwiesen
- Verzichten Sie bei Pollenflug auf sportliche Aktivitäten im Freien
- Lassen Sie beim Autofahren die Fenster geschlossen und die Lüftung ausgeschaltet
- Schließen Sie tagsüber die Fenster Ihrer Wohnung
- Saugen Sie regelmäßig Staub, um Pollen von Teppichen und Möbeln zu entfernen
- Waschen Sie jeden Abend Ihre Haare, und entfernen Sie so die Pollen, die sich tagsüber dort festgesetzt haben
- Lassen Sie, wenn Sie im Freien waren, Ihre Oberbekleidung in einem Raum Ihrer Wohnung, den Sie als „Schleuse" bestimmen. Praktisch ist es, wenn die Schleuse eine Dusche enthält
- Legen Sie Ihren Urlaub möglichst in die Zeit des größten Pollenflugs zu Hause und fahren Sie dorthin, wo „Ihre" Pollen gerade nicht sind (Gebirge, Strand, kleine Insel, Fernreise)

Histamin

Körpereigener Botenstoff (Mediator), der im Verlauf von entzündlichen und allergischen Reaktionen eine wichtige Rolle spielt (→ *„Allergieentstehung" – Was spielt sich im Körper ab?*).

Hühnereiallergie → *Nahrungsmittelallergie*

Hyposensibilisierung (allergenspezifische Immuntherapie)

Diese Behandlung vermindert die Empfindlichkeit gegenüber dem → *Allergen*. Die am weitesten verbreitete Therapieform ist die subkutane Hyposensibilisierung. Bei ihr bekommt der/die Allergiker/in das Allergen bzw. die Allergene in langsam steigender Dosis unter die Haut gespritzt. Begonnen wird mit einer geringen Allergenmenge. Die Hyposensibilisierung ist jedoch nur gegen maximal drei Allergene gleichzeitig möglich, wobei die ausgesucht werden, welche die stärksten Beschwerden verursachen.

Eine Hyposensibilisierung dauert mindestens drei Jahre. Die Erfolgsquote bei → *Hausstaubmilben-*, → *Tierhaar-* und → *Pollenallergien* liegt hoch (etwa bei 90 Prozent) – bei Wespengiftallergien (→ *Insektengiftallergie*) sogar noch höher. Andere Allergene, z. B. Schimmelpilzsporen, eignen sich weniger gut zur Hyposensibilisierung.

Für die Therapie, die nur vom Arzt durchgeführt werden darf (also nicht von der Arzthelferin oder von Ihnen selbst zu Hause), sollten Sie gesund sein.

> ### Wichtig!
> Wenn im Rahmen der Hyposensibilisierung Allergene injiziert werden, können selten starke allergische Reaktionen bis hin zum → *anaphylaktischen Schock* auftreten. Daher müssen Patienten zu ihrer eigenen Sicherheit nach der Injektion noch eine halbe Stunde in der Arztpraxis bleiben

Immunglobuline → *Antikörper*

Inhalationsallergie

Bei dieser Form der Allergie werden die → *Allergene* (Inhalationsallergene) mit der Luft eingeatmet. Sie äußert sich als Asthma, → *ganzjähriger Schnupfen* und/oder → *Bindehautentzündung*. → *Heuschnupfen* und allergisches → *Asthma* sind Inhalationsallergien, die durch eingeatmete Pflanzenpollen, Tierhaare oder Pilzsporen entstehen. Auch die → *Hausstaubmilben-Allergie* ist zum Teil eine Inhalationsallergie.

Insektengiftallergie

Sie wird in Mitteleuropa meistens durch Stiche von Wespen, Bienen oder Hornissen ausgelöst. An der Stichstelle schwillt die Haut rasch an, juckt und rötet sich. Diese lokale Hautreaktion wird durch das beim Stich verabreichte Gift provoziert.

Daneben können aber um den Stich herum Reaktionen in Form von flächig ausgebreiteten, schmerzhaften Hautausschlägen und Schwellungen auftreten. In seltenen Fällen entwickelt sich nach dem Stich eine allergische Allge-meinreaktion (Anaphylaxie) mit → *Nesselfieber*, Gesichtsschwellung, Erbrechen, Durchfall, Schnupfen und lebensbedrohlicher → *Atemnot*. Diese allergische Allgemeinreaktion kann zu einem → *anaphylaktischen Schock* führen.

Wichtig!

Wenn bei Ihnen eine Insektengiftallergie nachgewiesen wurde, ist die Stärke der allergischen Reaktion beim nächsten Stich nicht abzuschätzen. Daher sollten Sie bei Unternehmungen im Freien (z. B. Freibad, Picknick, Urlaub) immer ein Notfallset mit bestimmten Medikamenten dabei haben. Es enthält ein → *Antihistaminikum* (Tropfen oder Tablette), ein → *Glukokortikoid* (Fläschchen zum Austrinken) und ein Betaadrenergikum (z. B. → *Adrenalin*) als Spray zum Einsprühen in den Rachen. Fragen Sie Ihre/n Ärztin/Arzt danach und lassen Sie sich den Umgang mit dem Notfallbesteck genau erklären.

Nach einem Stich sollten Sie den Stachel möglichst schnell entfernen. Ziehen Sie ihn dabei aber nicht mit den Fingern heraus, sondern kratzen Sie ihn mit dem Fingernagel weg. Andernfalls können Giftreste in die Haut gedrückt werden

Tipps zur Vorbeugung von Insektenstichen

- Verzichten Sie auf Picknicks im Freien; vor allem Süßigkeiten und Fleischreste locken Bienen und Wespen an
- Meiden Sie Parfüm, Haarspray, Rasierwasser sowie Sonnencremes, -öle und -lotions. Sie locken Bienen und andere Insekten an
- Vermeiden Sie schwere körperliche Arbeit im Freien (z. B. Gartenarbeit). Der Schweiß kann Bienen anziehen
- Laufen Sie nicht barfuß über Wiese und Rasen. Bienen lieben Klee, viele Wespenarten leben in Erdlöchern
- Vorsicht beim Obstpflücken. Vor allem überreife Früchte ziehen Bienen an
- Auch Baumstümpfe und alte Äste dienen Wespen als Nistplätze
- Verhalten Sie sich ruhig, wenn Bienen oder Wespen Sie umschwärmen
- Halten Sie nach Bienen und Wespen Ausschau, bevor Sie in Ihr Auto steigen
- Vermeiden Sie weite, fliegende Kleidung. Darin verfangen sich Insekten, die dann angriffslustig werden. Tragen Sie möglichst langärmelige Kleider bzw. lange Hosen. Besonders die Farbe Gelb zieht Bienen an
- Verschließen Sie immer Mülleimer im Wohnbereich. Lassen Sie nie Obst- und Marmeladegläser oder Säfte offen stehen
- Halten Sie die Wohnungsfenster tagsüber geschlossen. Bringen Sie eventuell an den Fenstern Insektengitter an
- Offenes Hunde- und Katzenfutter zieht Wespen an
- Falls sich ein Wespen- oder Bienenschwarm in Ihrer Nachbarschaft niederlässt, können sie einem Imker oder der Feuerwehr Bescheid geben. Das Nest wird dann entfernt
- Werden Sie von Insekten angegriffen, bedecken Sie Kopf und Arme mit einem Kleidungsstück und entfernen Sie sich langsam aus dem Gefahrenbereich

Intrakutantest

Hauttest im Rahmen der Allergiediagnostik. Das verdächtige → *Allergen* wird mit einer sehr dünnen Kanüle in die Haut (intrakutan) gespritzt. Die Reaktion zeigt an, ob Sie gegen das Allergen sensibilisiert sind.

Juckende Hauterkrankungen → *Juckreiz*

Juckreiz

Juckreiz tritt u. a. bei allergischen Hauterkrankungen wie → *Urtikaria* und → *atopischem Ekzem* auf. Aber auch nicht allergische Erkrankungen (z. B. Lebererkrankungen) und Überempfindlichkeitsreaktionen gegen Sonnenlicht können starken Juckreiz auslösen. Um diesen zu lindern, werden u. a. → *Antihistaminika* und örtlich → *Glukokortikoide* in Form von Salben oder Cremes verabreicht.

> **Tipp**
>
> Der Juckreiz von Kleinkindern mit atopischem Ekzem kann zu regelrechten Kratzanfällen führen, bei denen das Kind die befallenen Körperstellen blutig aufkratzt. Hier gilt es, einen Mittelweg zu finden: Dem Kind das Kratzen zu verbieten, gelingt meist nicht. Es sollte daher kurz geschnittene Nägel haben und nachts dünne Baumwoll-Handschuhe tragen

„Klimakur"

Der Aufenthalt in allergenfreien oder allergenarmen Regionen (Meer, Gebirge, Wüste), von manchen als „Klimakur" (→ *Urlaub*) bezeichnet, lindert allergische Beschwerden. Die Bereitschaft zu einer allergischen Reaktion wird dadurch aber nicht beseitigt. Nach Rückkehr in allergenbelastete Gebiete können die allergischen Beschwerden wieder auftreten. Der Nutzen eines „Urlaubs von den Allergenen" ist vor allem für Pollenallergiker groß, die so ihre Beschwerdesaison stark verkürzen können.

Konjunktivaltest

„Allergietest", bei dem das verdächtige → *Allergen* auf die Bindehaut des Auges aufgebracht wird. Dieser Provokationstest (→ *Diagnostik*) wird immer häufiger durchgeführt.

Konjunktivitis, allergische → *Bindehautentzündung, allergische*

Konservierungsmittel

Zu den Konservierungsstoffen in Lebensmitteln gehören Benzoesäure und ihre Verbindungen, Sorbinsäure sowie Sulfitverbindungen. Innerhalb der Europäischen Union tragen alle Konservierungsmittel sogenannte E-Nummern (z. B. Sorbinsäure = E 200). Sie lösen in seltenen Fällen → *Pseudoallergien* aus.

Kontaktekzem

Das Kontaktekzem ist eine allergische Hautreaktion (eine sogenannte zelluläre Reaktion) an der Stelle, an der das → *Allergen* die Haut berührt. Häufig tritt das Kontaktekzem an Gesicht und Händen auf sowie an Hautstellen, auf die Kosmetika aufgetragen werden oder an denen der Metallknopf einer Jeans sitzt. Am Kontaktekzem erkranken häufig Hausfrauen, Friseure, Krankenpflegepersonal und andere Berufsgruppen, die mit allergenen Stoffen umgehen.

Die Hauterscheinungen (→ *Ekzem*) bei dieser → *Spättypallergie* können schwach bis stark ausgeprägt sein. Bei starken Beschwerden ist es sinnvoll, → *Glukokortikoide* örtlich anzuwenden. Die wichtigste Behandlung besteht darin, das Allergen konsequent zu meiden.

Die wichtigsten Auslöser eines Kontaktekzems

Medikamente: Antibiotika in Salben (z. B. Neomycin, Chloramphenicol, Bufexamac), Salbengrundlagen, Tromantadin
Kosmetika: Konservierungsmittel in Toilettenartikeln (Seifen, Shampoos, Deos usw.), Pflegecremes und -salben; Parfüms, Nagellack, Lippenstift, Schminke, Wimperntusche; Farb- und pflanzliche Stoffe (Teebaumöl) usw.
Bekleidung, Schmuck und darin enthaltene Stoffe: Farben, Accessoires (z. B. Knöpfe, Haken, Schnallen), Leder, Gummi und (Mode-)Schmuck. Typische Orte für das Kontaktekzem sind vor allem Hände, Ohrläppchen (Nickelallergie) und Bauchnabel („Jeansknopf-Allergie", Piercing)
Beruf: Handschuhe, Reinigungs- und Konservierungsmittel, Mehl, Kühl-, Schmiermittel usw.

Kontakturtikaria

→ *Urtikaria*, die ursächlich nach Hautkontakt mit einem → *Allergen* oder einem irritativ wirkenden chemischen Stoff entsteht.

Kortison → *Glukokortikoide*

Kratzen

Durch den häufig starken → *Juckreiz* beim → *atopischen Ekzem* kratzen oder scheuern sich die betroffenen Kinder und Erwachsenen mehr oder weniger stark. Dabei entstehen Kratzspuren und Verletzungen, die sich infizieren können.

Kreuzallergie → *Kreuzreaktion*

Kreuzreaktion

Pollenallergiker (→ *Pollenallergie*) leiden häufig auch an → *Nahrungsmittelallergien*. Ein Grund dafür ist ihre erhöhte Neigung zu allergischen Reaktionen bzw. ihre atopische Veranlagung (→ *Atopie*). Ein weiterer Grund sind immunologische Kreuzreaktionen zwischen Blütenstaub und Nahrungsmitteln.

Die Kreuzreaktion beruht auf der Ähnlichkeit antigener Strukturen, an die → *Antikörper* binden. Das hat zur Folge, dass einmal gebildete IgE-Antikörper, etwa gegen Haselstrauchpollen, auch → *Allergene* in Kernobstbestandteilen erkennen können. Einige wichtige Kreuzreaktionen nennt der folgende Kasten.

Allergische Kreuzreaktionen

Baumpollenallergene: Birke, Hasel, Erle
<u>Kreuzreaktion mit:</u> Steinobst wie Pflaume, Pfirsich, Aprikose und Kernobst wie Apfel und Birne, außerdem mit verschiedenen Nüssen (besonders Hasel- und Walnuss), Kiwi, einigen Gewürzen und mit der Gewürzmischung Curry

Gräserpollenallergie, Getreideallergie
<u>Kreuzreaktion mit:</u> Soja(mehl), Getreidemehl, Getreideprodukte, Erdnuss, Naturlatex

Kräuterpollenallergie: vor allem Beifuß und falsche Kamille
<u>Kreuzreaktion mit:</u> Gemüsesorten wie Sellerie, Karotten, Knoblauch und vielen Gewürzen wie Pfeffer, Anis, Kümmel, Muskat, Ingwer, Zimt, Curry, Paprika, aber auch Naturlatex

Kuhmilchallergie → *Nahrungsmittelallergie*

Latexallergie → *Naturlatexallergie*

Mastzellen

Die Zellen des Immunsystems, die am meisten → *Histamin* freisetzen können. Sie sind maßgeblich an der allergischen Reaktion vom Soforttyp (→ *Soforttypallergie*) beteiligt.

Mastzellstabilisatoren

Diese Gruppe antiallergisch wirksamer Medikamente „stabilisiert" die Zellwände der → *Mastzellen*. Durch Mastzellstabilisatoren „abgedichtete" Mastzellen schütten weniger → *Histamin* aus. Das dämpft allergische Reaktionen vom Soforttyp (→ *Soforttypallergie*). Ein häufig verwendeter Wirkstoff aus dieser Gruppe ist die Cromoglicinsäure.

Mehlstauballergie (Bäckerallergie)

Die berufsbedingte → *Allergie* bei Bäckern wird durch Bestandteile des Mehlstaubs oder durch Backhilfsstoffe ausgelöst. Die meisten Patienten haben Schnupfen, asthmatische Beschwerden (→ *Asthma*) und → *Bindehautentzündungen*. Meist ist ein Berufswechsel unvermeidlich.

Nahrungsmittelallergie

Nahrungsmittel und ihre Bestandteile können echte → *Allergien* oder Unverträglichkeitsreaktionen (→ *Pseudoallergien*) auslösen. Die Symptome bzw. Beschwerden sind zuweilen sehr ähnlich. Sie können sich an verschiedenen Organen äußern: am Verdauungstrakt in Form von Bauchschmerzen, Erbrechen und Durchfall; an den Atemwegen mit Schnupfen und → *Asthma*; am Auge als → *Bindehautentzündung* und an der Haut mit → *Juckreiz*, → *Urtikaria (Nesselfieber)* und Schwellungen. Die Lippen können anschwellen und stark jucken, Mund und Rachen „stechen" oder „brennen". Auch ein Juckreiz in den Ohren ist möglich.

Bei den Nahrungsmittelallergien zeigt sich, was für Allergien ganz allgemein gilt: Der erste Wirkort des → *Allergens* im Körper muß nicht der einzige Ort mit Beschwerden bleiben.

Zu den Nahrungsmittelallergien gehören:

Allergien gegen Obst, Nüsse und Gemüse

Häufig sind Allergien gegen Kernobst, z. B. Äpfel, gegen Steinobst, z. B. Kirschen, Aprikosen, Pfirsiche, sowie gegen Haselnüsse oder Walnüsse. Auch Spinat, Tomaten, Petersilie, Sellerie und andere Gemüsearten können allergen wirken. Bei manchen Allergikern kann schon das Schälen und Schneiden von Früchten oder Gemüsen allergische Allgemeinreaktionen auslösen. Auch gekochtes und eingemachtes Obst oder Früchtetee können problematisch sein.

Allergien gegen Gewürze

Achten Sie darauf, dass auch Gewürzmischungen wie Curry das Allergen enthalten können, gegen das Sie allergisch sind. Achten Sie besonders auf Sellerie.

Hühnereiallergie

Auch das Eiweiß von Hühnereiern kann eine Nahrungsmittelallergie verursachen. Oft enthalten Fertigprodukte wie Kuchen, Pfannkuchen, Soßen, Nudeln und Pudding Hühnereiweiß. Auch bestimmte Impfstoffe (z. B. gegen Masern, Mumps oder Grippeviren), die auf Hühnerembryonen gezüchtet werden, können bei Hühnerei-Allergikern akute allergische Reaktionen auslösen.

Kuhmilchallergie

Bestimmte hitzebeständige Eiweiße in der Kuhmilch verursachen diese Allergie, die auch bei abgekochter Kuhmilch auftritt. Betroffen sind meist Säuglinge bzw. Kleinkinder in den ersten Lebensjahren. Die Kuhmilchallergie kann auch ein → *atopisches Ekzem* (Hautausschlag) auslösen oder verschlimmern. Nach dem zweiten bis vierten Lebensjahr verliert sich die Kuhmilchallergie normalerweise wieder.

Gelegentlich wird empfohlen, den betroffenen Säuglingen Soja- oder Ziegenmilch zu geben. Eine derartige Empfehlung ist problematisch, denn auch gegen diese Milchprodukte reagieren manche Kinder allergisch. Inzwischen hat die Nahrungsmittelindustrie die sogenannte allergenarme Nahrung entwickelt. Sie enthält aufgespaltene Eiweiße (Eiweiß-Hydrolysate), die weit weniger allergen sind.

Allergien gegen Fische und Schalentiere

Das Fleisch von verschiedenen Fischarten, von Krabben, Shrimps, Garnelen oder Muscheln kann als → *Allergen* wirken. Manche Allergiker vertragen nur eine Fischsorte oder eine Sorte Schalentiere nicht, andere gleich mehrere Arten.

Die Hauptmaßnahme gegen Nahrungsmittelallergien ist das Vermeiden der allergieauslösenden Nahrung. Zuvor muss jedoch ein/e auf allergologische Diagnostik spezialisierte/r Ärztin/Arzt die tatsächlichen Nahrungsmittelallergene feststellen. Bei der Vielzahl der konsumierten Nahrungs- und Zusatzstoffe ist es nicht leicht, bestimmte Allergene als Verursacher dingfest zu machen. Wenn Sie ein Obstdessert mit Apfelscheiben nicht vertragen, liegt es nicht unbedingt an den Äpfeln, sondern möglicherweise am Zimt oder am Zitronensaft darin.

> **Wichtig!**
> 1. Pollenallergiker sollten die → *Kreuzreaktionen* zwischen Pollen- und Nahrungsmittelallergenen kennen.
> 2. Kinder, die im Alter von zwei bis vier Jahren gegen bestimmte Nahrungsmittel allergisch sind, verlieren häufig ihre Überempfindlichkeit, wenn sie das Allergen meiden. Das gilt besonders für Milch- oder Eierprodukte, selten für Allergien gegen Fisch oder Erdnüsse.

Nasenspray

Verschiedene Antiallergika wie → *Nedocromil* und → *Glukokortikoide* werden auch als Nasenspray angewendet. Bei Schnupfen werden häufig gefäßverengende Nasensprays eingesetzt, um die Nasenschleimhaut zum Abschwellen zu bringen. Diese Sprays oder entsprechende Nasentropfen sollten Sie nur wenige Tage benutzen. Denn sie können die Nasenschleimhaut nachhaltig schädigen. In der Schwangerschaft verbieten sich besagte Nasensprays, da sie die Durchblutung des Embryos beeinträchtigen können.

Naturlatexallergie

Bestimmte wasserlösliche Eiweiße des Kautschukbaums (Naturlatex) gewinnen als Allergieauslöser zunehmend an Bedeutung. Betroffen sind vor allem Menschen, die im Gesundheitsdienst mit Einmal-Handschuhen, Spritzen, Beatmungsbeutel usw. umgehen. Besonders problematisch sind gepuderte Einmal-Handschuhe mit hohem Eiweißanteil. Bei ihnen lösen sich Latexpartikel aus dem Gummimaterial und binden sich an den Puder. Die allergischen Symp-tome reichen von → *Kontakturtikaria* über Schnupfen, → *Bindehautentzündung* und asthmatische Beschwerden (→ *Asthma*) bis zur allergischen Allgemeinreaktion. Viele alltägliche Gebrauchsgegenstände wie Kondome, Gummistiefel, Autoreifen und Matratzen enthalten ebenfalls Naturlatex.

Nedocromil

→ *Mastzellstabilisator*, der in antiallergisch wirksamen → *Nasensprays*, → *Augentropfen* und Dosieraerosolen enthalten ist.

Nesselfieber → *Urtikaria*

Neurodermitis → *atopisches Ekzem*

Nickelallergie → *Kontaktekzem*

Notfälle

Der typische, äußerst seltene allergische Notfall ist der → *anaphylaktische Schock*, der bei verschiedenen Allergenkontakten auftreten kann. Insektengiftallergiker (→ *Insektengiftallergie*) sind nach einem Bienen- oder Wespenstich gefährdet. Auch Menschen, die auf Hühnereiweiß allergisch reagieren (→ *Nahrungsmittelallergie*), müssen besonders gewappnet sein.

Unerlässlich für alle besonders gefährdeten Allergiker ist es, ein Notfallbesteck mit bestimmten Medikamenten mitzuführen. Es enthält ein → *Antihistaminikum* (Tropfen), ein trinkbares → *Glukokortikoid* und → *Adrenalin* (z. B. Fertigspritze). Lassen Sie sich die Handhabung von Ihrem/r Arzt/Ärztin genau erklären.

Ein besonders dramatischer Notfall ist der Insektenstich in Mund- oder Rachen. Verlieren Sie keine Sekunde Zeit und rufen Sie den Notarzt. Das gilt für Allergiker und Nichtallergiker.

Obst- und Gemüseallergie → *Nahrungsmittelallergie*

Organisationen

Neben dem/der Arzt/Ärztin als wichtigstem/r Ansprechpartner/in, können Sie sich mit Fragen zum Thema → *Allergie* auch an Verbände und Interessengemeinschaften wenden. Im Anhang finden Sie einige wichtige Adressen.

Patchtest → *Epikutantest*

Pollenallergene

Allergieauslösende Pollen (Blütenstaub) stammen von Bäumen, Sträuchern, Gräsern oder Kräutern. Die winzig kleinen, meist mit dem bloßen Auge nicht sichtbaren Pollenkörner sind je nach Pflanzenart unterschiedlich und lassen unter dem Mikroskop zum Teil bizarre Formen erkennen. Die eigentlichen → *Allergene*, auf die der Körper reagiert, sind nicht die ganzen Pollen, sondern bestimmte Strukturen und Eiweißstoffe auf ihrer Oberfläche.

Die kleineren, besonders leichten Pollen, die der Wind kilometerweit verbreitet, sind als Allergieauslöser weit bedeutender als die größeren Pollen (z. B. Kiefernpollen), die von Insekten transportiert werden. Am häufigsten lösen Graspollen, zu denen auch die verschiedenen Getreidepollen gehören, → *Allergien* aus.

Nicht alle Pollen sind allergen; nur etwa hundert von mehreren Tausend verschie-denen Blütenpflanzen in Deutschland bilden Pollen, die einen → *Heuschnupfen* auslösen. Kein/e Pollenallergiker/in reagiert auf sämtliche allergenen Pollen allergisch. Häufig sind jedoch gleichzeitige Reaktionen auf Baum- und Graspollen.

Pollenallergie

Die durch Pflanzenpollen (→ *Pollenallergene*) ausgelöste Allergie äußert sich meistens als → *Heuschnupfen* und gelegentlich als → *Pollenasthma*. Auch ein → *atopisches Ekzem* (Hautausschlag) kann manchmal durch Pollen hervorgerufen werden.

Pollenasthma

Bei manchen Menschen mit → *Heuschnupfen* breitet sich die Entzündung der Nasenschleimhaut nach Jahren von den oberen in die unteren Atemwege und damit in die Bronchien aus. Die Betroffenen bekommen asthmatische Beschwerden, das sogenannte Pollenasthma. Eine optimale Heuschnupfenbehandlung beugt diesem → *Etagenwechsel* vor.

Pollenflug

Zwischen Februar und September liegt die Pollenflugsaison. Wer auf Pflanzenpollen allergisch reagiert, sollte seine → *Pollenallergene* und ihre Flugzeiten kennen. Ein → *Pollenflugkalender* verrät, in welchen Monaten bestimmte Pollen „unterwegs" sind. Er lässt aber nicht erkennen, wie die Situation beispielsweise nach einem verregneten Frühjahr oder an einem bestimmten Ort ist. Um solche aktuellen oder lokalen Informationen über den Pollenflug zu erhalten, müssen Sie die Polleninformationsdienste (→ *Pollenflugvorhersage*) nutzen.

Pollenflugkalender

Ein Pollenflugkalender gibt für eine bestimmte Gegend (etwa für Deutschland oder Mitteleuropa) orientierend an, in welchen Monaten die verschiedenen Bäume, Kräuter, Sträucher und Gräser blühen. Üblicherweise unterscheiden Pollenflugkalender die Hauptblühzeit sowie Vor- und Nachblüte.

Pollenflugkalender für Deutschland

	Feb.	März	April	Mai	Juni	Juli	Aug.	Sept.
Erle	H	H	V					
Haselnuss	H	H	V					
Pappel		V	H					
Weide		V	H					
Ulme		V	H					
Rauchgras				H	H	H	V	
Robinie			V	V	H			
Birke			V	H	V			
Buche			V	H				
Esche			V	H				
Löwenzahn			V	H	V	V	V	V
Roggen				H	H	V		
Wiesenrispengras				V	H	H	V	
Knäuelgras				V	H	H	V	
Goldhafer				V	H	H		
Kiefer/Pinie				H	H	V		
Spitzwegerich				V	H	H	V	V
Trespe				V	H	H		
Eiche				H				
Wiesenlieschgras				V	H	H	V	
Gerste					H	H		
Weizen					H	H		
Holunder					H	H		
Glatthafer					H	H	V	
Honiggras					H	H	V	
Straußgras					V	H	V	
Linde					H	V		
Brennnessel					V	H	H	H
Hafer					H	H		
Mais					V	H	H	
Beifuß						H	H	V
Goldrute						V	H	H

H = Hauptblüte   **V** = Vor- und Nachblüte

Der Pollenflugkalender ermöglicht eine Orientierung in zweifacher Hinsicht:
1. Man kann mit seiner Hilfe ungefähr eingrenzen, gegen welche Pollen man allergisch bzw. wahrscheinlich nicht allergisch ist (→ *Pollenallergie*). Ein Beispiel dazu: Wer erst im September zu niesen anfängt, ist im Allgemeinen nicht gegen Pollen frühblühender Sträucher allergisch.
2. Wenn die eigenen → *Pollenallergene* mit dem → *Prick-* und dem → *Provokationstest* identifiziert sind, gibt der Pollenflugkalender an, ab wann mit Beschwerden zu rechnen ist und prophylaktische Maßnahmen notwendig werden.

Wesentlich genauere Informationen liefert die tagesaktuelle lokale → *Pollenflugvorhersage*.

Pollenflug-Vorhersage

Pollenflug-Vorhersagen des deutschen Polleninformationsdienstes entnehmen Sie den Medien (Zeitungen, Frühstücksfernsehen), Online-Diensten (www.donnerwetter.de) sowie der Telefonansage unter der Rufnummer 0190 / 11 54 80 (eine Gebühreneinheit = 12 Sekunden) und weiteren je nach Bundesland verschiedenen Rufnummern (siehe Anhang).

Pollinose → *Heuschnupfen*

Pricktest

Mit diesem → *Hauttest* lässt sich eine allergische Reaktionsbereitschaft nachweisen. Hierzu wird ein Tropfen einer Allergenlösung auf die Haut gebracht und diese mit einer Nadel unblutig angeritzt. Die nachfolgende Reaktion der Haut (→ *Rötung*, → *Quaddeln*, → *Juckreiz*) zeigt an, ob der/die Patient/in gegen dieses → *Allergen* sensibilisiert ist.

Provokationstest → *Diagnose*

Pruritus → *Juckreiz*

Pseudoallergien

Hierbei handelt es sich nicht um antikörpervermittelte allergische Reaktionen, sondern um Reaktionen, die von Mediatorstoffen (z. B. → *Histamin*) provoziert werden. Die Beschwerden und Symptome ähneln echten → *Allergien*. Auslöser von Pseudoallergien können gelegentlich auch Lebensmittelzusätze wie Farbstoffe, Konservierungsmittel und Aromastoffe sein. Der folgende Kasten listet einige der etwa 3000 Zusatzstoffe mit ihren europaweiten E-Nummern auf.

Häufige Lebensmittelzusätze

Konservierungsmittel:
Sulfitverbindungen: E 220-227, Nitrate: E 249-252,
Benzoesäure und ihre Verbindungen: E 210-219, Sorbinsäure: E 200

Antioxidantien:
Butylhydroxyanisol (BHA): E 320, Butylhydroxytoluol (BHT): E 321

Lebensmittelfarbstoffe:
Tartrazin: E 102, Gelborange S: E 110, Azorubin: E 122, Amaranth: E 123, Cochenillerot A: E 124, Erythrosin: E 127, Brilliantschwarz BN: E 151

Aromastoffe:
Glutamate: B 550-553

Manche Menschen reagieren „allergisch" auf Fischkonserven, die z. B. Tunfisch oder Makrelen enthalten. Die meisten Betroffenen sind jedoch nicht allergisch auf den frischen Fisch, sondern reagieren unter anderem auf das in den konservierten Fischen enthaltene → *Histamin*.

Quaddeln

Stecknadelkopf- bis handflächengroße, geschwollene, ödematöse und juckende Hautpartien, die vor allem bei allergischen und pseudoallergischen Reaktionen auftreten. Das während eines Krankheitsschubes freigesetzte → *Histamin* und andere Botenstoffe erweitern die Blutgefäße der Haut und machen die Gefäßwände durchlässiger. Blutserum tritt in das umgebende Gewebe aus, so dass Quaddeln entstehen.

Auch beim Kontakt mit einer Brennnessel können sich an der betroffenen Hautpartie Quaddeln bilden. Sie sind jedoch nicht eine allergische, sondern eine direkte Reaktion auf den Brennnesselsaft. Die ausgedehnte Quaddelbildung nach einem Insektenstich (z. B. → *Urtikaria* nach Wespenstich) hingegen beruht im Allgemeinen auf einer allergischen Reaktion.

Reaktionstypen

Da → *Allergien* nach verschiedenen Mechanismen ablaufen, werden mehrere Reaktionstypen unterschieden. Die meisten allergischen Erkrankungen, z. B. → *Heuschnupfen* und allergisches → *Asthma*, gehören zum Typ I, der so genannten → *Soforttypallergie*. Das → *Kontaktekzem* und die Abstoßungsreaktion nach einer Organtransplantation gehören zum zellvermittelten Typ IV, der → *Spättypallergie*. Die Typen II und III beschreiben Reaktionen des Immunsystems, die nach mehreren Stunden eintreten und überwiegend bei → *Arzneimittel-*, → *Nahrungsmittelallergien* und als so genannte Serumkrankheit vorkommen.

Reibtest

Bei diesem → *Hauttest* wird ein → *Allergen* in die Haut eingerieben. Die Hautreaktion zeigt an, ob Sie sensibilisiert sind. **Warnung: Bitte machen Sie keinen Hauttest zu Hause. Schwere Reaktionen sind möglich.**

Rhinitis → *Heuschnupfen*

Rötung

Sie ist ein allgemeines Entzündungszeichen, das auch bei allergischen Entzündungen auftritt. Dabei rufen erweiterte, vermehrt durchblutete Blutgefäße die Rötung hervor.

Schalentierallergie → *Nahrungsmittelallergie*

Tipps zur Vorbeugung von Schimmelpilzallergien

- Schützen Sie sich vor Schimmelpilzsporen, indem Sie Bad, Küche, Waschküche und Keller besonders gut lüften
- Lassen Sie keine angeschimmelten Nahrungsmittel herumliegen
- Beachten Sie: Klimaanlagen müssen regelmäßig gereinigt werden
- Installieren Sie keine Luftbefeuchter in Ihrer → *Wohnung*; hohe Luftfeuchtigkeit ist ideal für das Schimmelpilzwachstum

Schimmelpilzallergie

Zu den Schimmelpilzen gehören unter anderem die Gattungen Penicillium und Aspergillus, die grün oder schwarz aussehen. Die fadenförmigen Schimmelpilze vermehren sich mittels Sporen, die → *Allergien* auslösen können. Die häufigsten Beschwerden sind Schnupfen und → *Asthma*. Schimmelpilzsporen sind beinahe überall anzutreffen, besonders auf faulenden Pflanzen- oder Essensresten sowie in feuchten und schlecht gelüfteten Räumen.

Scratchtest

Bei diesem Test wird die Haut mit einer Lanzette leicht angeritzt und das → *Allergen* auf die Teststelle gebracht. Die Hautreaktion zeigt, ob Sie gegen dieses Allergen sensibilisiert sind.

Selbsthilfegruppen

Selbsthilfegruppen von Allergikern und Asthmatikern sind bundesweit organisiert. Beim Dachverband (Adresse im Anhang) können Sie Adresse und An-sprechpartner einer Gruppe in Ihrer Nähe erfragen.

Sensibilisierung

Erhöhte Empfindlichkeit gegenüber einer bestimmten Substanz (→ *Allergen*, → *Antigen*), mit der das Immunsystem mehrmals konfrontiert wurde.

Sensibilisierungsphase

Erste Phase der allergischen Reaktion (→ „*Allergieentstehung*" – Was spielt sich im Körper ab?). Während der Sensibilisierungsphase erkennen spezielle Immunzellen das → *Allergen* als fremd. Diese Immunzellen setzen dann die Produktion spezieller Abwehrstoffe (→ IgE-*Antikörper*) gegen das Allergen in Gang.

- Durchforsten Sie Ihre gesamte Wohnung, schauen Sie in alle Ecken und Winkel hinein, rücken Sie Ihre Möbel von den Wänden ab und sanieren Sie konsequent alle feuchten und schimmeligen Stellen

- Verzichten Sie auf Topfpflanzen, da einige Schimmelpilze auf feuchter Erde und an Pflanzenstämmen wachsen

Andere gesundheitliche Gefahren durch Schimmelpilze sind: Vergiftungen durch Mykotoxine und Infektionen (Mykosen)

Soforttypallergie (Typ I)

Bei diesem → *Reaktionstyp* treten die Beschwerden innerhalb von Sekunden oder wenigen Minuten nach wiederholtem Allergenkontakt auf. Der erste Allergenkontakt bzw. die ersten Kontakte können zu einer → *Sensibilisierung* führen. Vermittelt wird das allergische Geschehen durch die Überproduktion bestimmter → *Antikörper* (Immunglobulin E). Sie heften sich an → *Mastzellen*, welche in Folge unter anderem → *Histamin* ausschütten und dadurch die allergischen Beschwerden auslösen (→ *„Allergieentstehung"* – Was spielt sich im Körper ab?).

Die Allergie vom Soforttyp zeigt sich an Haut und Schleimhäuten. Der → *Heuschnupfen*, das → *Asthma* bronchiale, die → *Nahrungsmittelallergie*, die → *Insektengiftallergie* und der → *anaphylaktische Schock* sind Allergien vom Soforttyp.

„Sonnenallergie"

Vor allem Menschen mit besonders heller Haut erleben nach einem Sonnenbad gelegentlich allergische bzw. andere Überempfindlichkeitsreaktionen der Haut. Die Sonnenempfindlichkeit kann durch Lichtfilter- oder Konservierungsstoffe in Sonnenschutzmitteln, Medikamenten, Kosmetika und Deos verstärkt werden. Die an der sonnenbestrahlten Haut auftretenden → *Rötungen*, Schwellungen, „Pickel", Bläschen oder → *Quaddeln* können oft durch → *Antihistaminika* gebessert werden.

Diese Beschwerden sind nicht mit einem Sonnenbrand zu verwechseln. Sonnenbrand ist eine Verbrennung ersten bis zweiten Grades, die allerdings mit der „Sonnenallergie" zusammen auftreten kann.

Tipps zur Vorbeugung der „Sonnenallergie"

- Gewöhnen Sie sich langsam an die Sonne und steigern Sie die Dauer Ihres Sonnenbades nur allmählich
- Verwenden Sie Sonnenschutzmittel mit hohem Lichtschutzfaktor
- Verzichten Sie, wenn Sie sich in die Sonne legen, auf Parfüms, Deos und Kosmetika
- Wenn Sie einen Hautausschlag bemerken: Gehen Sie aus der Sonne und suchen Sie gegebenenfalls die/den nächste/n Ärztin/Arzt auf

Spättypallergie (Typ IV)

Bei diesem allergischen → *Reaktionstyp* reagiert der Körper im Allgemeinen nicht sofort, sondern erst mehrere Stunden nach wiederholtem Allergenkontakt. Ein wichtiges Beispiel ist das allergische → *Kontaktekzem*.

Teppichboden

Teppiche und Teppichböden sind Staubfänger und somit ein beliebter Aufenthaltsort von Hausstaubmilben. Sie kommen zahlreich im Hausstaub vor und lösen die → *Hausstaubmilben-Allergie* aus. Wenn Sie an dieser → *Allergie* leiden, sollten Sie Ihre Teppichböden möglichst durch pflegeleichte Kunststoff- oder Parkettböden ersetzen.

„Tierhaarallergie"

Die Betroffenen reagieren nicht unmittelbar auf die Tierhaare allergisch, sondern auf Hautschuppen, Speichel, Urin oder Kotteilchen, die an diesen haften. Tierhaarallergene sind weit verbreitet. Sie werden eingeatmet und gelangen auf die Augenbindehaut. Das führt zu Schnupfen (→ *ganzjähriger allergischer Schnupfen*), → *Bindehautentzündung* und → *Asthma*. Nur selten entsteht ein → *Ekzem*. Etwa jeder dritte Tierhalter entwickelt eine derartige → *Allergie*. Katzen- und Meerschweinchenfreunde sind stärker gefährdet als Hundebesitzer. Auch Produkte, die aus Tierhaaren hergestellt sind, können Beschwerden verursachen.

Tipps zur Vorbeugung der Tierhaarallergie

- Am besten ist es, Sie trennen sich von dem Tier, das Ihre Allergie verursacht, auch wenn es Ihnen schwerfällt
- Ist das nicht möglich, sollten Sie zumindest Ihr Schlafzimmer tierfrei halten und Ihre Wohnung täglich mit dem Staubsauger reinigen bzw. reinigen lassen
- Besuchen Sie Freunde und Verwandte mit entsprechenden Haustieren nicht in deren Wohnung, sondern laden Sie sie ohne Haustiere zu sich ein
- Meiden Sie Tierfelle, Pelze oder Pelzteile
- Beim Kauf von Teppichen oder Matratzen sollten Sie Auskunft über die verwendeten Materialien verlangen
- Auch Seide und Wolle können allergische Reaktionen auslösen
- In Einzelfällen führt eine spezifische Immuntherapie (→ *Hyposensibilisierung*) zu guten Therapieerfolgen

Wichtig!

- Wer gegen einen Hund allergisch ist, ist nicht gleichzeitig gegen alle Hunderassen allergisch
- Allergien gegenüber Vogelfedern rühren nicht immer von den Federn selbst her, sondern möglicherweise von den darin lebenden Milben. Eine Allergie gegen Vogelfeldern kann mit einer Eiallergie kombiniert sein
- Auch wenn die Katze nicht mehr im Haus ist, können ihre Allergene auf Möbeln, Teppichen, Polstern und Vorhängen noch Monate bis Jahre später allergische Beschwerden auslösen. Dies gilt auch für andere Tiere. In einem solchen Fall ist „Großreinemachen" angesagt
- Wenn Sie Ihre Katze schweren Herzens in ein Tierheim gegeben haben, Ihre Arbeitskollegin aber zu Hause eine Katze hat, ist Ihr Problem noch nicht gelöst. Ihre Kollegin trägt die allergenen Katzenhaare mit in die Arbeit und somit zu Ihnen. Besonders empfindliche Allergiker bekommen Beschwerden, wenn sie einen Mantel anziehen, der neben dem Mantel eines Tierbesitzers hing

Überempfindlichkeit(sreaktionen)

Verstärkte, überschießende Antwort auf einen Reiz. Die echte → *Allergie* mit Beteiligung des Immunsystems ist eine spezielle, durch so genannte IgE-Antikörper (→ *Antikörper*) vermittelte Überempfindlichkeitsreaktion gegen → *Allergene*. Eine Überempfindlichkeitsreaktion ohne Beteiligung des Immunsystems kann sich gegenüber Nahrungsmitteln, Chemikalien oder Arzneimitteln äußern. Eine Reaktion gegen Nahrungsmittel wird häufig als → *Unverträglichkeit(sreaktion)* bezeichnet. Überempfindlichkeitsreaktionen können sich bemerkbar machen als: → *Rhinitis*, → *Konjunktivits* (Bindehautentzündung), → *Ekzem*, Quaddelbildung (→ *Quaddeln*), Übelkeit, Durchfall, → *Asthma*, erhöhte Reizbarkeit oder selten als Gelenk- und Kopfschmerzen.

Überreaktion des Immunsystems

Allergien können zwar zu verschiedenen Beschwerdebildern (→ *allergische Erkrankungen*) führen, beruhen aber immer auf einer Überreaktion des Körpers gegen bestimmte Substanzen. Die körpereigene Immunabwehr gegen schädliche, körperfremde Eindringlinge (z. B. Krankheitserreger oder Giftstoffe) ist sinnvoll und überlebenswichtig. Stört ein Stoff das Immunsystem, der normalerweise keine Bedrohung für den Körper darstellt (z. B. Blütenpollen oder Nahrungsbestandteile), kommt es zu einer → *Allergie*.

Unverträglichkeit(sreaktionen)

Die Überempfindlichkeit gegenüber Nahrungsmitteln wird häufig als Unverträglichkeit bezeichnet. Sie kann sich in Kopf-, Muskel- und Gelenkschmerzen, Erbrechen, Schwindel, Durchfall und Verstopfung äußern. Oft besteht aber nur Unwohlsein. → *Allergie* und Unverträglichkeitsreaktion sind gelegentlich schwierig zu unterscheiden. Wenn Sie nach dem Verzehr eines Nahrungsmittels typische allergische Reaktionen haben, → *Antihistaminika* Ihre Beschwerden lindern, ein → *„Allergietest"* jedoch negativ verläuft, leiden Sie wahrscheinlich an einer Unverträglichkeitsreaktion. Sie wird auch als → *Pseudoallergie* bezeichnet.

Urlaub

Pollenallergiker sollten ihren Urlaub so legen, dass sie der kritischen Pollenflugzeit (→ *Pollenflug*) entgehen. Als Urlaubsorte empfehlen sich pollenarme Regionen: Küsten, kleine Inseln, Höhenlagen oder Gebiete mit völlig anderer Vegetation als zu Hause. Beachten Sie aber auch, dass allergene Pflanzen in anderen Ländern zu anderen Zeiten blühen können. Für die einzelnen Bundesländer Deutschlands erhalten Sie die aktuellen Pollenfluginformationen über Telefonansage (siehe Anhang).

Hausstaubmilben- und Tierhaarallergiker (→ *Hausstaubmilben-Allergie*, → *Tierhaarallergie*) sollten sich vor Reiseantritt über die Unterbringung informieren. Was nützt es, wenn Sie zu Hause in einer allergenfreien Wohnung leben und sich im Urlaub in einem Hotelzimmer mit verqualmten Plüschvorhängen, staubigen Teppichen und haarenden Haustieren quälen?

Für Tierhaarallergiker scheidet der „Urlaub auf dem Bauernhof" aus.

Urtikaria (Nesselfieber)

Bei dieser Hauterkrankung treten vor allem → *Quaddeln* (Nesseln) und starker → *Juckreiz* auf. Urtikaria kann überall am Körper entstehen. Man unterscheidet eine akute und eine chronische Form. Das akute Nesselfieber dauert von einigen Stunden bis zu sechs Wochen und kann allergischer Natur sein. Das chronische Nesselfieber zieht sich über Wochen oder Monate hin. Es wird durch unterschiedliche Einflüsse (u. a. Nahrungsmittel, Medikamente, Infekte, Druck, Kälte, Hitze, Stress) hervorgerufen und ist nur selten allergisch bedingt.

Veranlagung und Vererbung

Die meisten allergischen Erkrankungen wie → *Heuschnupfen*, allergisches → *Asthma*, Neurodermitis (→ *atopisches Ekzem*), aber auch die → *Nahrungsmittelallergie* in Verbindung mit Heuschnupfen sind so genannte atopische Erkrankungen (→ *Atopie*). Sie kommen in vielen Familien gehäuft vor. Sind beide Elternteile Atopiker, erkranken etwa 60 Prozent ihrer Kinder zum Beispiel an Heuschnupfen oder atopischem Ekzem. Ist ein Elternteil Atopiker, bis zu 40 Prozent. Doch auch die Kinder gesunder Eltern können an einer dieser häufigen allergischen Erkrankungen leiden.

Vorbeugung

Die vorbeugenden Maßnahmen sind unter den jeweiligen Stichwörtern der → *allergischen Erkrankungen* beschrieben.

Wohnung

Als Allergiker/in müssen Sie sich ganz besonders vor → *Allergenen* in Ihrer unmittelbaren Umgebung schützen. Das betrifft in erster Linie Ihre Wohnung.

Pollenallergiker (→ *Heuschnupfen*) sollten bei → *Pollenflug* die Fenster tagsüber geschlossen halten und die Pollen in der Wohnung durch tägliches Staubsaugen entfernen (lassen). Nutzen Sie verregnete Tage, an denen kaum Pollen fliegen, zum ausgiebigen Lüften. Lassen Sie Ihre Oberbekleidung, wenn Sie von draußen kommen, in einem Vorraum Ihrer Wohnung, der als „Pollenschleuse" dient. Waschen Sie abends Ihre Haare.

Hausstaubmilben-Allergiker (→ *Hausstaubmilben-Allergie*) sollten alle Staubfänger, also Teppiche, Teppichböden, Polstermöbel, dicke Vorhänge und offene Bücherregale, aus ihrer Wohnung entfernen. Sofas und Stühle mit glattem Bezug, Parkettböden, geschlossene Schränke mit glatten Flächen und Jalousien sind ein guter Ersatz. Lüften Sie die Wohnung und Ihr Bettzeug regelmäßig und bringen Sie keine Luftbefeuchter an der Heizung an: Niedrige Luftfeuchtigkeit und niedrige Temperaturen vertreiben die Milben. Hausstaubmilben-Allergiker sollten möglichst nicht selbst Staub wischen oder saugen. Wischen Sie Staub nur mit einem feuchten Tuch. Und saugen Sie Staub mit einem modernen Gerät mit Mikrofilter, das den Staub nicht wieder rückwärts herausbläst.

Schimmelpilzallergiker (→ *Schimmelpilzallergie*) müssen regelmäßig alle feuchten Räume in Ihrer Wohnung lüften, also Badezimmer, Küche, Kellerräume und Vorratskammern. Ebenso wie Hausstaubmilben-Allergiker sollten sie keine

Luftbefeuchter an Heizungen anbringen, denn trockene Luft hemmt die Ausbreitung von Schimmelpilzen. Topfpflanzen sind ungünstig. Küchenabfälle dürfen nie lange offen stehen bleiben. Leicht verderbliches Obst und Gemüse gehören in den Kühlschrank.

Organisationen

ADiZ – Allergie- und Informations-
zentrum
Burgstraße 12
33175 Bad Lippspringe
Tel.: 052 52 / 95 45-00
www.adiz.de

Allergie und Jugend – Berufsfindung
Reinhard Voges
Dorfplatz 7
38304 Wolfenbüttel
Tel.: 053 31 / 52 11

Arbeitsgemeinschaft Allergiekrankes
Kind – Hilfen für Kinder mit Asthma,
Ekzem oder Heuschnupfen e.V.
Nassaustraße 32
35745 Herborn
Tel.: 027 72 / 9287-0
www.dak.de

Ärzteverband Deutscher
Allergologen e.V.
Geschäftsstelle
Blumenstraße 14
63303 Dreieich
Tel.: 061 03 / 622 73
(Kontaktstelle für Ärzte)

Bundesverband Neurodermitiskranker in Deutschland e.V.
Postfach 1405
56154 Boppard
Tel.: 042 82 / 18 42

Deutsche Gesellschaft für Ernährung
e.V. (DGE)
Postfach 93 02 01
60457 Frankfurt
www.dge.de

Deutsche Liga zur Bekämpfung
der Atemwegserkrankungen e.V.
Burgstraße 12
33175 Bad Lippspringe
Tel.: 052 52 / 95 45-05

Deutscher Allergie- und
Asthmabund e.V
Bundesgeschäftsstelle
Hindenburgstraße 110
41061 Mönchengladbach
Tel.: 021 61 / 10 20 7 (Beratungs-
telefon 9.30 bis 12.30 Uhr)
www.daab.de

Deutscher Neurodermitikerbund e.V.
Spaldingstr. 210
20097 Hamburg
Tel.: 040 / 23 08 10

DGAI
Deutsche Gesellschaft für Allergologie
und klinische Immunologie
Bürkle-de-la-Camp-Platz 1
44789 Bochum
Tel.: 0234/302-64 44
(Kontaktstelle für Ärzte)

Elternvereinigung asthmakranker
Kinder und Jugendlicher e.V.
Hermann-Balk-Straße 137
22147 Hamburg
Tel.: 040 / 644 34 65

Patientenliga Atemwegserkrankungen
Geschäftsstelle
Wormser Straße 81
55276 Oppenheim
Tel.: 061 33 / 35 43

Stiftung Deutscher Pollen-
informationsdienst
Burgstraße 12
33175 Bad Lippspringe
Tel.: 0 52 52 / 93 12 03

Selbsthilfegruppen

Örtliche Selbsthilfegruppen sind zu erfragen bei:

Bundesverband Neurodermitiskranker
in Deutschland e.V.
Postfach 1405
56154 Boppard
Tel.: 042 82 / 18 42

Deutscher Allergie- und Asthma-
bund e.V.
Bundesgeschäftsstelle
Hindenburgstraße 110
41061 Mönchengladbach
Tel.: 021 61 / 18 30 24

Deutscher Neurodermitikerbund e.V.
Spaldingstr 210
20097 Hamburg
Tel.: 040 / 23 08 10

Nationale Kontakt- und Informations-
stelle zur Anregung und Unterstützung
von Selbsthilfegruppen e.V. (NAKOS)
Albrecht-Achilles-Straße 65
10709 Berlin
Tel.: 030 / 891 40 19
hilfe.nat.de/nakos/

Pollenflug-Vorhersage in den einzelnen deutschen Bundesländern

0190/11 54-81 Schleswig-Holstein

0190/11 54-82 Hamburg

0190/11 54-83 Niedersachsen, Bremen

0190/11 54-84 Mecklenburg-Vorpommern

0190/11 54-85 Nordrhein-Westfalen

0190/11 54-86 Hessen

0190/11 54-87 Brandenburg, Berlin

0190/11 54-88 Sachsen-Anhalt

0190/11 54-89 Thüringen

0190/11 54-90 Sachsen

0190/11 54-91 Saarland

0190/11 54-92 Rheinland-Pfalz

0190/11 54-93 Baden-Württemberg

0190/11 54-94 Bayern

Stichwortverzeichnis

Adrenalin 5
Allergen 5
Allergenkarenz 5
Allergie 6
„Allergieauslöser" 6
„Allergieentstehung"
– Was spielt sich im Körper ab? 6
Allergiepass 7
„Allergietest" 7
Allergiker- und Asthmatikerbund .. 7
Allergische Erkrankungen 7
Allergischer Schock 8
Allergologe/-in 8
Anaphylaktischer Schock 8
Antiallergikum 9
Antigene 9
Antihistaminika 9
Antikörper 10
Arzneimittelallergie 10
Asthma 11
Atemnot 12
Atopie, atopische Disposition ... 12
Atopisches Ekzem 12
Augentropfen 13
Ausschlussdiät 13

Behandlung von Allergien 13
Berufswahl 14
Bienenstiche 14
Bindehautentzündung, allergische . 14
Blühkalender 15
Bronchiale Überreaktion 15
Bronchodilatatoren 15

Cromoglicinsäure 15

Desensibilisierung 15
Diät 15
Diagnostik bei Allergieverdacht ... 16

Ekzem 16
Eliminationsdiät 17
Endogenes Ekzem 17
Epikutantest (Patchtest) 17
„Etagenwechsel" 17
Expositionsprophylaxe 17

Fischallergie 17

Ganzjähriger allergischer Schnupfen 17
Gewürzallergie 18
Glukokortikoide 18
Graspollenallergie 19

Hausstaub 19
Hausstaubmilben-Allergie 19
„Hautallergien" 20
Hauttest 20
Heuschnupfen 20
Histamin 22
Hühnereiallergie 22
Hyposensibilisierung (allergen-
spezifische Immuntherapie) 22

Immunglobuline 22
Inhalationsallergie 23
Insektengiftallergie 23
Intrakutantest 24

Juckende Hauterkrankungen 24
Juckreiz 25

„Klimakur" 25
Konjunktivaltest 25
Konjunktivitis, allergische 25
Konservierungsmittel 25
Kontaktekzem 26
Kontakturtikaria 26
Kortison 26
Kratzen 26
Kreuzallergie 27
Kreuzreaktion 27
Kuhmilchallergie 27

Latexallergie 30

Mastzellen 27
Mastzellstabilisatoren 28
Mehlstauballergie (Bäckerallergie) . 28

Nahrungsmittelallergie 28
Nasenspray 30
Naturlatexallergie 30
Nedocromil 30
Nesselfieber 30
Neurodermitis 31
Nickelallergie 31
Notfälle 31

Obst- und Gemüseallergie 31
Organisationen 31

Patchtest 31
Pollenallergene 31
Pollenallergie 32
Pollenasthma 32
Pollenflug 32
Pollenflugkalender 32
Pollenflug-Vorhersage 34
Pollinose 34
Pricktest 34
Provokationstest 34

Pruritus 34
Pseudoallergien 34

Quaddeln 35

Reaktionstypen 36
Reibtest 36
Rhinitis 36
Rötung 36

Schalentierallergie 36
Schimmelpilzallergie 36
Scratchtest 37
Selbsthilfegruppen 37
Sensibilisierung 37
Sensibilisierungsphase 37
Soforttypallergie (Typ I) 38
„Sonnenallergie" 38
Spättypallergie (Typ IV) 39

Teppichboden 39
„Tierhaarallergie" 39

Überempfindlichkeit(sreaktionen) . 40
Überreaktionen des Immunsystems 40
Unverträglichkeit(sreaktionen) 41
Urlaub 41
Urtikaria 41

Veranlagung und Vererbung 42
Vorbeugung 42

Wohnung 42